ÉTUDE

SUR LES PARALYSIES.

ÉTUDE

SUR LES PARALYSIES

PAR

M. Achille CHABRIER
Chef interne à l'hospice d'Aix (Provence).

LYON
IMPRIMERIE D'AIMÉ VINGTRINIER
Rue de la Belle-Cordière, 14.

1865

ÉTUDE

SUR LES PARALYSIES.

PEUT-ON ADMETTRE A TITRE D'ENTITÉS MORBIDES LES DIVERSES AFFECTIONS PARALYTIQUES RÉCEMMENT DÉCRITES ?

Il existe deux manières de comprendre une entité morbide ou une espèce médicale. Pour les uns, il y a lieu de créer une entité nouvelle, dès qu'un organe, en vertu de sa spécialité d'action, traduit l'atteinte morbide qui le frappe par un groupe de symptômes propres et particuliers. Pour les autres, et nous nous rangeons de leur côté, l'entité morbide ressort bien moins de l'organe atteint ou du mode physiologique qui se manifeste, que de l'étude attentive des causes et du traitement.

Dans la première manière de voir, on ne fait pas de la médecine; on se borne à faire de la physiologie pathologique, comme on fait de l'anatomie pathologique. A Dieu ne plaise que nous ne soyons fiers des progrès rapides que la science moderne a faits dans cette voie; mais quand on se prend à regarder combien la thérapeutique et la clinique sont pauvres en présence de cette richesse de la symptomatologie et du diagnostic, on devient plus modeste, et l'on se demande s'il ne serait pas temps d'entrer dans une voie meilleure, de moins diviser et subdiviser les espèces, sous le prétexte de localisations de plus en plus spéciales, d'étudier un peu moins les formes et un peu plus le fond.

En médecine, il faut voir les choses de plus haut ; l'étude des épidémies, des constitutions, de la spécificité et de la contagion, des diathèses, domine toute la médecine, et, bon gré malgré, il faut toujours arriver à cette grande manière de comprendre les espèces médicales.

Il n'y a de véritables espèces que les affections élémentaires et les affections spécifiques, et il ne faut pas les confondre avec les espèces anatomiques ou physiologiques, qui ne représentent que des groupements artificiels, utiles cependant pour simplifier l'étude et la présenter avec netteté dans un cadre parfaitement défini.

A ce point de vue, nous dirons, sur la question qui nous occupe, que les maladies récemment décrites et observées avec une sagacité remarquable représentent des groupes parfaitement nets et distincts; qu'au point de vue anatomique et physiologique, comme siége et comme mécanisme, leur indépendance est à peu près justifiée. Mais ces différences ne les empêchent pas de dépendre d'un même processus pathologique ou d'une affection générale, et celle-ci domine alors d'une manière si grande, que toutes les distinctions précédentes disparaissent devant la connaissance de la véritable espèce pathologique.

C'est ce que nous allons essayer de démontrer en prenant à part chacune des maladies récemment créées dans la classe des paralysies.

ATAXIE LOCOMOTRICE.

L'observation attentive de certains paralytiques a conduit M. Duchenne, de Boulogne, à différencier certains cas qui constituaient pour lui une maladie nouvelle, qu'il a appelée *ataxie locomotrice*.

Le trait caractéristique de cette maladie n'est pas l'impuissance musculaire, mais seulement un défaut de coordination dans les mouvements, qui dépassent ou n'atteignent pas le but qu'on voulait leur donner ; il est important aussi de noter que la sensibilité cutanée et la sensibilité musculaire sont intactes, et qu'à ce point de vue l'ataxie locomotrice diffère de la maladie décrite par M. Landry sous le nom de *paralysie de la sensibilité musculaire*.

Dans cette dernière affection, les muscles perdent la sensation de la résistance et de la pesanteur, et ce trouble peut devenir l'origine d'hallucinations très-remarquables, dans l'extase par exemple, mais l'intégrité de la coordination volontaire est complète

Seulement si la vue fait défaut et qu'un *mouvement passif* soit imprimé au membre insensible, le défaut de résistance du sol, l'inconscience de l'étendue du mouvement effectué doivent forcément amener une hésitation très-grande dans les fonctions locomotrices.

Dans les faits de M. Duchenne, il s'agit de la lésion d'un pouvoir coordonateur constituant un ordre de fonctions cérébrales distinct de la mobilité et de la sensibilité, et, à ce titre, l'auteur précité se croit autorisé à créer une maladie nouvelle.

Une différence immense sépare physiologiquement l'ataxie de la chorée, car dans cette dernière maladie les mouvements désordonnés se produisent en dehors de toute action volontaire.

Les recherches nécroscopiques de Bouillaud, Flourens, Longet, etc., s'accordant pour donner au cervelet la fonction de la coordination des mouvements, semblaient indiquer que c'est dans cet organe qu'on trouverait la raison anatomique de l'ataxie locomotrice.

Les autopsies n'ont pas confirmé cet *à priori*; elles ont fait voir au contraire une atrophie remarquable des cordons postérieurs de la moelle. Ce fait inattendu est venu modifier un peu l'opinion qu'on se faisait du rôle des racines postérieures, en prouvant que la transmission de la sensibilité continuait à se faire par la substance grise; il a démontré surtout ce fait majeur, que les racines postérieures étaient les organes de transmission du pouvoir régulateur du cervelet, au moins en ce qui constitue la coordination des mouvements musculaires placés sous l'influence des paires rachidiennes.

Arrivés à ce point de notre exposé, nous croyons utile de

faire connaître nos idées sur un groupe de phénomènes que nous désignerons sous le nom général d'*ataxies*, et dont l'ataxie locomotrice n'est qu'une forme.

Il existe dans les centres nerveux un appareil organique intermédiaire entre le centre intellectuel, volontaire, et le système périphérique du mouvement et de la sensibilité. Ces deux termes extrêmes peuvent jouir de leur intégrité fonctionnelle propre, sans que pour cela leurs rapports mutuels s'exercent normalement.

Dans l'ataxie locomotrice, nous trouvons une volonté ferme, une activité musculaire intense, et cependant il existe un désordre dans les mouvements, qui n'obéissent plus à la volonté ; l'appareil organique de cette fonction intermédiaire comprend à la fois le cervelet et les cordons postérieurs de la moelle épinière.

Dans le cerveau lui-même, et pour une autre fonction, nous allons trouver des faits du même ordre, et l'aphasie n'est pas autre chose qu'une ataxie du langage. Nous trouvons, en effet, dans le travail de M. Jules Falret (*Archives*, 1864), des faits relatifs à des malades dont l'intelligence était intacte au point d'écrire leur volonté, dont les mouvements de l'appareil lingual étaient intacts au point de répéter des mots prononcés tout haut, et chez lesquels pourtant, entre cette intelligence qui sait et cet organe qui peut, il n'y a plus cette liaison ordinaire qui fait le langage. On voit alors quelquefois le phénomène étrange de l'esprit qui dicte un mot, et de la langue qui en rapporte un autre.

Revenons à l'ataxie locomotrice, et constatons que, dans quelques cas signalés par des observateurs émérites, tels que MM. Demay Victor et Bourdon, on n'a pas pu trouver la moindre lésion anatomique. Ces auteurs ont retrouvé l'ataxie locomotrice comme symptôme isolé dans l'hystérie, la chlorose et diverses intoxications métalliques, ce qui permet de distinguer une ataxie nerveuse essentielle ou sans lésions et une ataxie avec des lésions permanentes.

Quand les lésions existent, il ne faut pas croire que celles-ci soient toujours identiques; des faits produits par MM. Bourdon et Trousseau prouvent que le tubercule, le ramollissement, le squirrhe, l'induration des cordons postérieurs ont successivement donné naissance à l'ataxie locomotrice.

Quel argument pourront tirer les partisans de l'entité médicale de l'ataxie d'une lésion qui n'est ni constante comme existence, ni constante comme caractère. L'ataxie, comme tout autre groupe anatomo-physiologique des maladies nerveuses, peut être idiopathique; liée aux fatigues, aux veilles, aux chagrins, aux excès, au tempérament ou à l'hérédité, elle peut être symptomatique de lésions diverses, produit de diathèses variables, et à ce titre les traitements les plus variés, les méthodes thérapeutiques les plus contradictoires peuvent suivant le cas lui convenir.

Le médecin physiologiste adopte ces distinctions, le praticien n'y gagne rien ou n'y gagne que peu de chose; l'étiologie est, en effet, le plus souvent obscure. Barré a constaté l'hérédité comme cause certaine dans une série de cas. Lecoq a vu cette maladie paraître à la suite d'un traumatisme. Le traitement par l'électricité qui a réussi à Duchenne, celui par l'hydrothérapie qui a réussi à M. Bourguignon, celui de M. Teissier par l'iodure de potassium, celui de MM. Vulpian et Charcot par le nitrate d'argent, tout cela ne prouve-t-il pas qu'on n'a pas affaire à une entité pathologique, mais à un groupe physiologiquement distinct, et rien de plus?

PARALYSIE AGITANTE.

La paralysie agitante a été décrite comme espèce nouvelle par Parkinson, en 1817 ; mais nous allons voir qu'en 1850 et en 1857, MM. Roth et Trousseau n'ont pas voulu reconnaître cette nouvelle parvenue, et l'ont laissée dans la classe des chorées, d'où elle n'aurait jamais dû sortir.

Un tremblement involontaire et irrésistible, une propulsion en avant, l'intégrité de la sensibilité, la marche progressive de la maladie, voilà les caractères que lui donne son inventeur.

Si nous disons ici que le tremblement, qui n'a rien de particulier, que la propulsion en avant, qui manque souvent et pourrait bien n'être ici que le résultat de l'instabilité du centre de gravité, se trouvent aussi dans les lésions du cervelet, — que l'intégrité de la sensibilité et de l'irritabilité musculaire ne prouve qu'une chose, la mauvaise appellation de paralysie agitante, — il ne restera pour justifier cette nouvelle entité que le seul fait de la marche progressive.

La progression dans le mal, serait-elle constante, ne saurait être considérée comme un élément pathognomonique, mais il n'en est pas même ainsi; la science possède aujourd'hui quelques cas avérés de guérison, et nous devons espérer que les progrès de la thérapeutique enlèveront un jour à cette affection ce caractère fatal qui pèse sur elle et n'est peut-être que le fait de notre ignorance.

Les causes qui produisent la paralysie agitante n'ont rien de bien caractéristique. Tantôt on signale des émotions vives et la peur en particulier; tantôt ce sont des chagrins prolongés; ailleurs on signale le froid; en un mot, ce sont toujours les mille causes de toutes les maladies nerveuses en général.

L'anatomie pathologique a-t-elle du moins révélé quelque particularité. Canstatt a pratiqué plusieurs autopsies sans trouver aucune lésion, tandis que Parkinson, Lebert, Oppolzer ont trouvé en général une lésion du bulbe ou du pont de Varole. Dans les diverses autopsies, la lésion constatée était loin d'être de même nature. Elle leur a paru tour à tour consister en une induration, en une simple congestion et même liée à la présence de produits hétéromorphes.

Il ne resterait donc des données anatomo-pathologiques qu'une question de siége, question physiologique pure et simple, mais qui trouve un appui certain dans les expériences de M. Claude Bernard, sur la nicotine. Ce physiologiste a vu qu'il suffisait de laisser le bulbe intact, pour que, sous l'influence de ce poison, on vît se déclarer un tremblement analogue à celui de la paralysie agitante. Blasius a aussi démontré que la tonicité fixe des muscles, nécessaire pour la station debout, disparait dans les lésions du bulbe et fait place à un tremblement caractéristique.

La physiologie et la pathologie tendent donc à faire admettre que la paralysie agitante se rattache à un trouble des fonctions du bulbe, et nous ne sommes pas éloignés d'accepter cette manière de voir; toutefois, la chorée pure et simple est quelquefois produite par des lésions analogues et de même siége, et, par suite, nous ne voyons là rien de propre à la paralysie agitante, qui est et doit rester définitivement confondue avec la chorée dont elle n'est qu'une variété.

Le traitement ne justifiera pas davantage la distinction qu'on a voulu établir.

Eliotson a signalé une guérison par le sous carbonate de fer.

Basedow a réussi avec les eaux alcalines de Tœplitz.

Canstatt a employé avec succès les bains sulfureux.

Axenfeld a traité heureusement un cas par l'iodure de potassium.

Tout cela ne nous amène-t-il pas à conclure : 1° que la paralysie agitante n'a pas de nature propre, qu'elle n'est que le symptôme d'une foule d'états différents, relevant ici de l'iodure de fer, là des toniques, ici des antiphlogistiques, ailleurs du soufre ou de l'iodure de potassium ; 2° qu'elle n'est qu'une variété de la chorée, comme la chorée sénile, le tic non douloureux, la chorée sauteuse, celle des écrivains et les dix ou douze variétés décrites par le professeur Trousseau, dans ses leçons cliniques sur la chorée.

DES PARALYSIES RÉFLEXES ET DES PARALYSIES DANS LES MALADIES AIGUES.

C'est encore aux découvertes modernes que nous devons la connaissance parfaite des actions réflexes. L'étude des paralysies ne devait pas tarder à profiter de ces travaux, et nous avons déjà sur ce sujet l'ouvrage remarquable de Brown-Séquard, traduit par M. Gordon, et précédé d'une introduction savante de M. le professeur Rouget. Ajoutons toutefois que les médecins n'avaient pas attendu ce moment pour connaître ce groupe de paralysies et les traiter en conséquence. Les paralisies réflexes ne sont pas, en effet, autre chose que les paralysies sympathiques. Nous voulons bien que ce mot sympathie ait quelque chose de mystérieux et de vague, qui n'allait que médiocrement aux allures positives de l'école moderne ; mais si l'explication de ces phénomènes laissait à désirer, il faut, pour être juste, convenir que le fait était d'une exactitude irréprochable.

La classe des paralysies réflexes mérite d'être conservée, car elle est fondée sur une donnée vraiment médicale : elles ne constituent pas une seule et même entité, car elles renferment une série d'espèces très-différentes, mais du moins elles ont toutes ce cachet particulier, que le point de départ du mal est ailleurs que dans les centres nerveux eux-mêmes, caractère important qui ouvre carrière à des données thérapeutiques de la première valeur.

Répétons pourtant encore une fois que la véritable entité n'est constituée que du moment où le médecin a découvert, si je puis ainsi dire, le *pars mandans* de l'action réflexe.

Nous n'avons pas ici à passer en revue les diverses espèces, en rapport avec les troubles de la motilité, de la sensibilité ou du pouvoir vaso-moteur. Nous nous bornerons à signaler les travaux remarquables de M. Jules Cohen, récemment couronnés par l'Académie, et ceux que M. Leudet, professeur à Rouen, a récemment publiés dans les *Archives de médecine*.

La paralysie réflexe n'a de valeur médicale que celle de l'affection primitive qui la produit en général, dit Browm-Séquard; la paralysie réflexe croît, décroît et disparaît avec l'affection primitive elle-même. Dans quelques cas cependant, la paralysie réflexe persiste longtemps après la guérison complète de la cause qui lui a donné naissance : c'est que, dans ces cas, la paralysie a pu s'émanciper de la cause elle-même, l'action vaso-motrice réflexe qui a amené une diminution prolongée dans l'abord du sang ; ou bien une congestion de longue durée finit par amener un état des vaisseaux qui persiste et suffit pour entretenir la paralysie. L'étude de l'action de la strychnine et du seigle ergoté sur la moelle épinière a fourni de très-belles considérations thérapeutiques à M. Brown-Séquard.

Il importe de rapprocher des paralysies réflexes les nombreuses paralysies qu'on a d'abord observées à la suite de la diphthérite, et dont les premiers observateurs avaient fait une espèce à part l'attribuant à une intoxication virulente spéciale; mais le travail de M. Gubler est venu démontrer que toutes les maladies aiguës pouvaient produire des paralysies de cet ordre, et que l'état anémique était probablement la source de tous ces désordres nerveux. Les paralysies de ce groupe ont en général un caractère de bénignité des plus marqués, et l'on voit presque toujours les accidents disparaître à mesure que la nutrition progresse et que les forces se rétablissent.

Il est pourtant des circonstances où l'action réflexe imprime aux centres nerveux une sidération rapide, et M. Landry, dans un travail sur la paralysie ascendante aiguë, dont il établit au reste les affinités avec les paralysies précédentes, nous montre le tableau d'une paralysie à marche rapide, durant à peine de deux à quinze jours, foudroyante quelquefois, qui s'étend de proche en proche à tous les muscles du corps, et éteint la vie sans que la sensibilité s'émousse et sans que l'irritabilité musculaire disparaisse.

DE LA PARALYSIE GÉNÉRALE PROGRESSIVE AVEC OU SANS ALIÉNATION.

Nous arrivons maintenant à l'étude des paralysies générales progressives, sur lesquelles les médecins aliénistes ont les premiers fixé l'attention.

Les premiers observateurs, Bayle et Calmeil, ne virent dans la paralysie qui amenait la mort de beaucoup d'aliénés, qu'une complication se rattachant à l'évolution d'une forme particulière d'aliénation mentale. Aujourd'hui l'opinion inverse tend à prédominer, et presque tous les médecins s'accordent, avec M. Baillarger, à donner à la paralysie la première place et à la considérer comme précédant toujours la folie. Nous avons été assez heureux pour assister aux premiers débuts et même aux prodromes de cette terrible affection, et dans ce cas nous avons incontestablement observé la priorité des accidents paralytiques.

A côté de ces faits de paralysie avec aliénation sont venus se placer des faits nouveaux dans lesquels la paralysie progressive ne s'accompagne, à aucun moment de son évolution, de troubles intellectuels. Ces faits, observés par MM. Requin, Sandras, Duchenne, etc., ont amené ces auteurs à décrire une nouvelle espèce de paralysie générale, celle-ci sans aliénation.

Enfin, M. Falret, étudiant les paralysies générales d'origine saturnine, a voulu en faire une espèce particulière, non-seulement en vertu de la cause spéciale qui la produit (et en cela il a raison), mais encore à raison de sa symptomatologie, et en cela il nous paraît avoir tort. Un travail publié par M. Devouges a démontré que cette paralysie pouvait, comme les précédentes, se produire avec ou sans aliénation, avec ou sans lésions anatomiques, et qu'elle ne pouvait, si ce n'est pas la cause, se distinguer en rien des précédentes.

Au surplus, les recherches nouvelles tendent à ne former qu'un seul groupe de toutes les paralysies générales : 1° Les faits rapportés par Sandras, ne sont pas aussi exempts de troubles intellectuels qu'il peut le penser, et ce n'est très-souvent qu'une question de degré ; 2° L'absence de lésion cérébrale propre à la paralysie sans aliénation est infirmée par des autopsies complètes et minutieuses (Jauze. — *Etude sur la paralysie générale*) ; 3° Les guérisons qu'on a cru observer dans la paralysie sans aliénation ne sont que trop souvent des rémissions, si communes dans la paralysie des aliénés.

Si à cela on ajoute que, chez les déments paralytiques, on n'a pas trouvé de lésions cérébrales manifestes dans tous les cas, tandis que d'autres fois cette lésion existait, bien qu'il n'y eût jamais eu d'aliénation, on sera obligé de conclure à l'unification de toutes ces espèces.

Physiologiquement elles se différentient par leur siége cérébral, par leur généralisation et par la participation fréquente et morbide des organes de la pensée.

Mais elles n'ont ni causes particulières, ni traitement spécial, et, bien qu'elles aient un pronostic d'une gravité qui tient au point des centres nerveux qui est lésé, il n'y a pas lieu non plus d'en faire des entités.

PARALYSIE PROGRESSIVE ATROPHIQUE.

En faisant des études avec M. Brierre de Boismont, sur les paralysies générales, M. Duchenne fut frappé d'un fait curieux : c'est que, dans un certain nombre de cas, les muscles répondaient à l'excitation faradique, tandis que, dans d'autres cas, cette irritabilité avait complètement disparu ; l'examen des muscles lui montra qu'il n'y avait pas simple atrophie, mais encore une dégénérescence graisseuse très-remarquable.

D'abord rangée dans les lésions musculaires, cette maladie ne fut rangée dans la classe des paralysies qu'à la suite de la découverte d'une lésion des racines antérieures, trouvée par M. Cruveilher, à l'autopsie du nommé Lecomte; mais on était loin de comprendre en quoi cette lésion pouvait amener l'atrophie graisseuse.

Depuis lors, les recherches de Claude Bernard ont éclairé le problème, en prouvant que la paralysie graisseuse était liée à un trouble ou une lésion des filets vaso-moteurs qui président à la nutrition; quant à la lésion trouvée par M. Cruveilher, elle pourrait bien n'être que secondaire.

M. Clément Bonnefin nous a transmis (Thèses-Paris) l'histoire d'une atrophie graisseuse occasionnée par une névralgie, action réflexe pure et simple et qui nous prouve le mécanisme de ces lésions.

Cette paralysie se caractérise symptomatiquement par l'atrophie graisseuse, physiologiquement par le trouble du grand sympathique, mais, comme toujours, les traitements les plus divers peuvent réussir suivant la nature de la cause du mal.

Résumons donc notre travail, en disant que toutes les espèces décrites constituent à peu près des groupes distincts physiologiquement. Constatons ce que la symptomatologie et le diagnostic local ont gagné à ces études; mais avouons aussi que la science des causes et celle du traitement n'ont pas fait un pas, qu'alternativement chacun de ces groupes peut réclamer la même médication, et que dès lors on ne peut les considérer comme de véritables espèces médicales.

Lyon. — Imp. d'Aimé Vingtrinier, rue Belle-Cordière, 14.

www.ingramcontent.com/pod-product-compliance
Lightning Source LLC
LaVergne TN
LVHW021532140926
848035LV00047B/1318

9782019652418